DIETA KETO PARA PRINCIPIANTES 2021

LO ÚLTIMO EN RECETAS BAJAS EN
CARBOHIDRATOS PARA PERDER PESO, VIVIR
SANO Y TRANSFORMAR TU VIDA ¡EN 90 DÍAS!
(SPANISH EDITION)

Esmeralda Muñoz

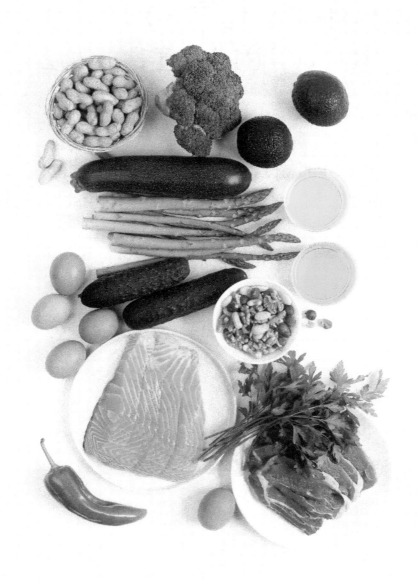

Tabla de contenidos

Chapter 1.   Recetas para el desayuno

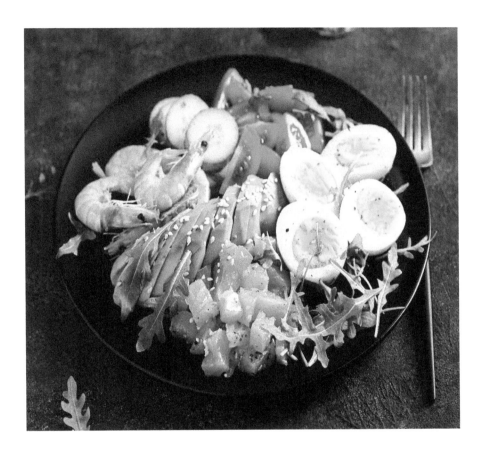

1.   Wafle de Chips Chocó

Tiempo de preparación: 5 minutos.

Tiempo de cocción: 15 minutos.

Porciones: 2

Ingredientes:

- 3 huevos

- 1/4 taza de Swerve

- 1/2 taza de mantequilla

- 1/2 taza de chispas de chocolate sin azúcar

- 1/2 cucharadita de vainilla

Preparación:

1. Precalienta la waflera.

2. Agrega las chispas de chocolate y la mantequilla en un tazón apto para microondas y cocine en el microondas durante 1 minuto. Revuelva bien.

3. En un bol, bate los huevos con vainilla y comienza a batir hasta que estén espumosos.

4. Agrega la mantequilla derretida y la mezcla de chocolate en la mezcla de huevo y revuelva bien.

5. Rocía la waflera con aceite en aerosol.

6. Vierte 1/4 de la masa en la waflera caliente y cocine durante 6-8 minutos o hasta que estén doradas. Repite con la masa restante.

Nutrición:

670 calorías

69g de grasa

10 g de carbohidratos

2.   Pan de queso jalapeño

Tiempo de preparación: 10 minutos.

Tiempo de cocción: 15 minutos.

Porciones: 4

Ingredientes:

- 4 huevos

- 1/3 taza de harina de coco

- 1/4 taza de agua

- 1/4 taza de mantequilla

- 1/4 cucharadita de pimienta

- 3 chiles jalapeños, picados

- ¼ de cucharadita de cebolla en polvo

- 1/2 taza de queso cheddar rallado

- 1/4 taza de queso parmesano rallado

- 1/4 cucharadita de levadura en polvo, sin gluten

- 1/2 cucharadita de ajo en polvo

- 1/2 cucharadita de sal

Preparación:

1. Precaliente el horno a 400 °F.

2. En un tazón, mezcla los huevos, la pimienta, la sal, el agua y la mantequilla.

3. Agrega el polvo de hornear, el ajo en polvo, la cebolla en polvo y la harina de coco y mezcle bien.

4. Agrega jalapeños, queso cheddar y queso parmesano. Mezclar bien y sazonar con pimienta.

5. Cubre la bandeja para hornear con pimiento pergamino.

6. Vierte la masa en una bandeja para hornear y extiende uniformemente.

7. Hornea por 15 minutos.

Nutrición:

249 calorías

22 g de grasa

2,7 g de carbohidratos

3. Chaffles fáciles de queso Halloumi

Tiempo de preparación: 5 minutos.

Tiempo de cocción: 10 minutos.

Porciones: 2

Ingredientes:

- 3 onzas de queso Halloumi, cortado en rodajas de 1/2 pulgada de grosor

Preparación:

1. Coloca la rebanada de queso en la waflera y cocina durante 5-6 minutos o hasta que estén doradas. Repite con la rodaja de queso restante.

Nutrición:

155 calorías

12,7 g de grasa

1,1 g de carbohidratos

4.   Muffins de calabaza y canela

Tiempo de preparación: 10 minutos.

Tiempo de cocción: 15 minutos.

Porciones: 20

Ingredientes:

- 1/2 taza de puré de calabaza

- 1/2 taza de mantequilla de almendras

- 1 cucharada de canela

- 1/2 taza de aceite de coco

- 1 cucharadita de levadura en polvo

- 2 cucharadas de proteína de vainilla en polvo

- 1/2 taza de harina de almendras

Preparación:

1. Precalienta el horno a 350 °F.

2. Engrasa la bandeja para muffins con aceite en aerosol y reserve.

3. En un tazón grande, mezcla todos los ingredientes secos.

4. Agrega los ingredientes húmedos a los ingredientes secos y mezcle hasta que estén bien combinados.

5. Vierte la masa en la bandeja para muffins preparada y hornee por 15 minutos.

Nutrición:

81 calorías

7,1 g de grasa

1,5 g de carbohidratos

5.   Hash Browns de coliflor de queso

Tiempo de preparación: 10 minutos.

Tiempo de cocción: 15 minutos.

Porciones: 6

Ingredientes:

- 3 tazas de coliflor rallada

- 3/4 taza de queso cheddar, rallado

- 1 huevo, ligeramente batido

- 1/2 cucharadita de ajo en polvo

- 1/2 cucharadita de pimienta de cayena

- 1/4 cucharadita de pimienta

- 1/2 cucharadita de sal

Preparación:

1. Mezcla todos los ingredientes en el bol.

2. Engrasa la bandeja para hornear con aceite en aerosol y reserve.

3. Haz seis papas fritas con la mezcla de coliflor y colócalas en una bandeja para hornear preparada.

4. Hornea a 400 °F durante 15 minutos.

Nutrición:

81 calorías

5 g de grasa

3,4 g de carbohidratos

6.   Gofre de harina de almendras

Tiempo de preparación: 5 minutos.

Tiempo de cocción: 10 minutos.

Porciones: 4

Ingredientes:

- 1 taza de harina de almendras

- 4 huevos, ligeramente batidos

- 1/4 taza de crema espesa

- Pizca de sal

Preparación:

1. Precalienta la waflera.

2. Bate todos los ingredientes en un bol.

3. Rocía la waflera con aceite en aerosol.

4. Cocina 1/4 de la masa en la waflera. Haz de nuevo con el resto.

Nutrición:

249 calorías

21g de grasa

6 g de carbohidratos

7. Cazuela de tortilla para el desayuno

Tiempo de preparación: 8 minutos.

Tiempo de cocción: 45 minutos.

Porciones: 12

Ingredientes:

- 1 libra de tocino, cocido y desmenuzado

- 1 libra de salchicha de cerdo. Cocido y desmenuzado

- Paquete de 1 libra de jamón cortado en cubitos

- 10 tortillas de 8 pulgadas, cortadas por la mitad 8 huevos grandes

- 1 1/2 tazas de leche

- 1/2 cucharadita de sal

- 1/2 cucharadita de pimienta

- 1/2 cucharadita de ajo en polvo

- 1/2 cucharadita de salsa picante

- 2 tazas de queso cheddar rallado

- 1 taza de queso mozzarella o queso Monterrey Jack

Preparación:

1. Una fuente para hornear de 9x13 pulgadas con 2 cucharaditas de mantequilla o espolvorea con aceite en aerosol antiadherente.

2. Hornea 1/3 capa de tortillas en el fondo de la olla y cubra con tocino horneado y 1/3 capa de queso.

3. Coloca otro tercio de las tortillas en la sartén y cubre con las salchichas cocidas y picadas y coloque otro tercio del queso en capas.

4. Repite con la última tortilla, jamón y queso 1/3.

5. En un tazón grande, mezcle los huevos, la leche, la sal, la pimienta, el ajo en polvo y la salsa picante.

6. Vierte la mezcla de huevo uniformemente sobre la olla.

7. Si lo deseas, cubra durante la noche y refrigere u hornee inmediatamente.

8. Cuando esté listo para hornear, precalienta el horno a 350 °F.

9. Hornea cubierto con papel de aluminio durante 45 minutos. Busque y cocine por otros 20 minutos hasta que el queso esté completamente derretido y cocido en una sartén.

Nutrición:

447 calorías

32,6 g de grasa

14,6 g de carbohidratos

8.   Paletas de pacanas

Tiempo de preparación: 22 minutos

Tiempo de cocción: 5 minutos.

Porciones: 2

Ingredientes:

- 4 plátanos grandes recién maduros

- 2 cucharadas de miel cruda

- 4 palitos de helado

- 3 una taza de nueces picadas

- ½ taza de mantequilla de almendras

Preparación:

1. Pela y corte un extremo de cada plátano e inserte un palito de paleta en el extremo cortado.

2. En un tazón pequeño, bate la mantequilla de almendras y la miel y calienta en el microondas durante 10 a 15 segundos, o solo hasta que la mezcla esté ligeramente diluida. Ponle en una hoja de papel encerado y extender con una espátula.

3. En otro trozo de papel encerado o papel de aluminio, extiende las nueces picadas: forre una bandeja para hornear pequeña o un plato grande con el tercer trozo de papel encerado o papel de aluminio.

4. Enrolla cada plátano primero en la mezcla de miel hasta que esté bien cubierto, luego en las nueces hasta que esté completamente cubierto, presionando suavemente hacia abajo, para que las nueces se adhieran.

5. Coloca cada plátano terminado en la bandeja para hornear. Cuando todos los plátanos estén cubiertos, coloca la hoja en el congelador durante al menos 2 horas. Para un almacenamiento a largo plazo, transfiere los plátanos congelados a una bolsa de plástico con cierre.

Nutrición:

14 g de grasa

7 g de carbohidratos

19 g de proteína

9. Wraps de desayuno griego

Tiempo de preparación: 13 minutos.

Tiempo de cocción: 6 minutos.

Porciones: 2

Ingredientes:

- 1 cucharadita de aceite de oliva

- ½ taza de hojas tiernas de espinaca fresca

- 1 cucharada de albahaca fresca

- 4 claras de huevo batidas

- ½ cucharadita de sal

- ¼ de cucharadita de pimienta negra recién molida

- ¼ taza de queso feta bajo en grasa desmenuzado

- 2 tortillas de trigo integral (de 8 pulgadas)

Preparación:

1. Calienta el aceite de oliva a fuego medio. Saltea las espinacas y la albahaca en la sartén durante unos 2 minutos.

2. Agrega las claras de huevo a la sartén, sazonar con sal y pimienta y saltee, revolviendo a menudo, durante unos 2 minutos más, o hasta que las claras de huevo estén firmes.

3. Retira del fuego y espolvorear con el queso feta.

4. Calienta las tortillas en el microondas durante 20 a 30 segundos. Divide los huevos entre las tortillas y envuélvelos al estilo burrito.

Nutrición:

10,4 g de grasa

4,5 g de carbohidratos

10,6 g de proteína

Chapter 2.   Recetas para el almuerzo

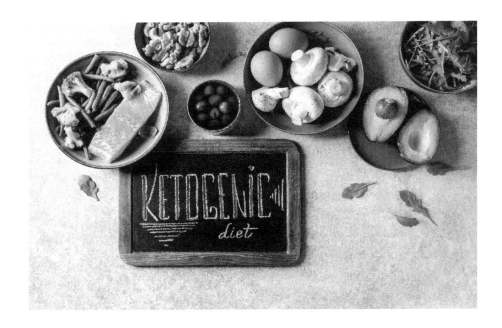

10.   Ensalada de champiñones y queso de cabra

Tiempo de preparación: 12 minutos.

Tiempo de cocción: 8 minutos.

Porciones: 2

Ingredientes:

- 1 cucharada de mantequilla

- 2 onzas de champiñones cremini, en rodajas

- Pimienta y sal, al gusto

- 4 onzas de mezcla de primavera

- 1 onza de tocino cocido desmenuzado

- 1 onza de queso de cabra desmenuzado

- 1 cucharada de aceite de oliva

- 1 cucharada de vinagre balsámico

Preparación:

1. Calienta la cacerola con la mantequilla a fuego medio.

2. Saltea hasta que los champiñones estén suaves y dorados. Sazone con pimienta y sal al gusto.

3. Coloca las verduras para ensalada en un tazón. Cubra con queso de cabra y tocino desmenuzado.

4. Mézclalos en la ensalada una vez que los champiñones estén cocidos.

5. Bate el aceite de oliva en un tazón pequeño y el vinagre balsámico. Pon la ensalada encima y sirve.

Nutrición:

243 calorías

21 g de grasa

1 g de fibra

11.   Sushi Keto con tocino

Tiempo de preparación: 8 minutos.

Tiempo de cocción: 13 minutos.

Porciones: 4

Ingredientes:

- 6 rebanadas de tocino, a la mitad

- 1 aguacate, en rodajas

- 2 pepinos persas, en rodajas finas

- 2 zanahorias medianas, en rodajas finas

- 4 onzas de queso crema, ablandado

Preparación:

1. Precalienta el horno a 400 F Forra una bandeja para hornear con papel de aluminio y colóquela en una rejilla para enfriar. Coloca las mitades de tocino en una capa uniforme y hornee hasta que estén ligeramente frescas, pero aún flexibles, de 11 a 13 minutos.

2. Mientras tanto, corte los pepinos, el aguacate y las zanahorias en secciones aproximadamente del ancho del tocino.

3. Cuando el tocino esté lo suficientemente frío como para tocarlo, extiende una capa uniforme de queso crema en ambas rebanadas. Divide las verduras de manera uniforme entre el tocino y colóquelas en un extremo. Enrolla bien las verduras.

4. Decore y sirva.

Nutrición:

11 g de carbohidratos

28 g de proteína

30 g de grasa

12.   Pollo Keto Pimentón

Tiempo de preparación: 7 minutos.

Tiempo de cocción: 39 minutos

Porciones: 4

Ingredientes:

- 4 pechugas de pollo deshuesadas y sin piel

- 3 cucharadas Aceite de oliva

- 2 cucharadas Pimentón Ahumado Español

- 1 cucharada Miel de maple

- 2 cucharadas Jugo de limón (un limón)

- Sal y pimienta

- 2 cucharaditas Ajo molido

Preparación:

1. El horno se precalienta a 350 F.

2. Prepara el pollo, córtelo en trozos y sazone con sal y pimienta. Luego, combina todos los demás ingredientes para preparar la salsa.

3. Agrega 1/3 de salsa al fondo de una cazuela y cubra con el pollo.

4. Extienda bien el resto de la salsa en todas las partes del pollo y luego colóquelo en el horno durante 35 minutos.

5. Ase el pollo durante 4-5 minutos adicionales para terminar.

Nutrición:

274 calorías

13,6 g de grasas

36,4 g de proteína

13.   Perfect Sunday Roast

Tiempo de preparación: 1 hora.

Tiempo de cocción: 45 minutos.

Porciones: 6

Ingredientes:

- 5 libras de asadas de costilla de ternera

- 2 cucharaditas de sal

- 1 cucharadita de pimienta

- 1 cucharadita de polvo de ajo

Preparación:

1. Deja reposar el asado durante 60 minutos a temperatura ambiente.

2. El horno se precalienta a 375 F. Combina todas las especias.

3. En una rejilla para asar, coloque el asado de costilla o dentro de una cacerola. Aplicar especias sobre el asado.

4. Ase en el horno durante 1 hora. Apague el horno y no abra la puerta. Deja reposar el asado en el horno durante 3 horas.

5. Vuelva a encender el horno a 375 F durante 30 a 45 minutos antes de servir.

6. Retira del horno y dejar reposar diez minutos antes de cortar.

Nutrición:

1098 calorías

78g de proteína

2594 mg de colesterol

14.   Pollo asado con tocino y salsa de pan

Tiempo de preparación: 8 minutos.

Tiempo de cocción: 65 minutos.

Porciones: 8

Ingredientes:

- 3 libras de pollo entero, destripado

- 4 ramitas de tomillo fresco

- 1 limón mediano

- 10 tiras de tocino

- Sal y pimienta para probar

- 1 cucharada Mostaza de grano

Preparación:

1. El horno se precalienta a 500 F. Sazone con sal y pimienta, luego con limón y tomillo. Cubre el tocino con sal y pimienta sobre la piel del ave y sazone el tocino.

2. Coloca el ave en una cacerola para asar y colóquela en el horno durante 15 minutos. Reduzca la temperatura a 350 F y hornee por 40-50 minutos.

3. Retira los pájaros y póngalos en papel de aluminio. Rocíe los jugos en una sartén y deje hervir.

4. Agrega la mostaza, revuelva y reduzca ligeramente a los líquidos de la sartén. Luego, use una licuadora de inmersión para mezclar la salsa en la sartén.

5. Sirve con salsa de pollo.

Nutrición:

376 calorías

29,8g de grasas

24,5 g de proteína.

15. Paletilla de cerdo asada a fuego lento con piel crujiente

Tiempo de preparación: 13 minutos.

Tiempo de cocción: 28 minutos.

Porciones: 20

Ingredientes:

- 8 libras de hombro de puerco

- 1-2 cucharadas de sal

- 2 cucharadita de orégano

- 1 cucharadita de pimienta negra

- 1 cucharadita de polvo de ajo

- 1 cucharadita de cebolla en polvo

Preparación:

1. Enjuaga el cerdo y déjelo actuar durante unas horas para que alcance la temperatura ambiente. Frote sal y especias sobre toda la paleta de cerdo y precaliente el horno a 250F

2. Coloca sobre una rejilla de alambre sobre una bandeja para hornear cubierta con papel de aluminio. Hornee durante ocho a diez horas

(más o menos según el tamaño), o hasta que la temperatura interna sea de 190 °F.

3. Retira la carne de la sartén y cúbrala con papel de aluminio. Déjelo reposar durante quince minutos. Mientras tanto, caliente el horno a 500F.

4. Retira el papel de aluminio y ase el cerdo a 500 °F durante un mínimo de 20 minutos, rotando cada cinco minutos.

5. Deja reposar la carne de cerdo de quince a veinte minutos antes de cortarla y servirla.

Nutrición:

461 calorías

36,7 g de grasas

30,3 g de proteína

16.   Envoltura Keto de ensalada de col

Tiempo de preparación: 15 minutos.

Tiempo de cocción: 0 minutos

Porciones: 2

Ingredientes:

- 3 tazas en rodajas finasde col lombarda

- 0.5 tazas, cortadas en cubitos de cebollas verdes

- 0,75 tazas de mayonesa

- 2 cucharadita de vinagre de sidra de manzana

- 0,25 cucharadita de sal

- 16 piezas, sin tallos de berza

- 1 libra, cocida y refrigerada de carne molida de su elección

- 0.33 taza de brotes de alfalfa

- Palillos de dientes (para mantener las envolturas juntas)

Preparación:

1. Mezcla las ensaladas con una cuchara en un tazón grande hasta que todo esté bien cubierto.

2. Coloca una col verde en un plato y coloque una cucharada o dos de ensalada de col en el borde de la hoja. Cúbralo con una cucharada de carne y brotes.

3. Enrolla y doble los lados para evitar que el relleno se derrame.

4. Una vez que ensamble la envoltura, coloque los palillos de una manera que mantenga la envoltura unida hasta que esté listo para batirla. Simplemente repita esto con las hojas sobrantes.

Nutrición:

409 calorías

2g de fibra

2g de proteína

17.   Envoltura de lechuga Keto Chicken Club

Tiempo de preparación: 15 minutos.

Tiempo de cocción: 15 minutos.

Porciones: 1

Ingredientes:

- 1 cabeza de lechuga iceberg sin el corazón y las hojas exteriores

- 1 cucharada. de mayonesa

- 6 rebanadas de pechuga de pollo o pavo orgánico

- 2 tiras cocidas, cortadas por la mitad de tocino

- Solo 2 rodajas de tomate

Preparación:

1. Cubra su superficie de trabajo con una gran rodaja de papel pergamino.

2. Coloca de 6 a 8 hojas grandes de lechuga en el centro del papel para hacer una base de alrededor de 9 a 10 pulgadas.

3. Unta la mayonesa en el centro y coloque con pollo o pavo, tocino y tomate.

4. Comenzando con el extremo más cercano a usted, enrolla la envoltura como un rollo de gelatina con el papel pergamino como guía. Manténgalo apretado y a la mitad, enrolle los extremos de la envoltura.

5. Cuando esté completamente envuelto, enrolla el resto del papel pergamino alrededor y usa un cuchillo para cortarlo por la mitad.

Nutrición:

837 calorías

2g de fibra

28 g de proteína

18.   Ensalada Keto de brócoli

Tiempo de preparación: 10 minutos.

Tiempo de cocción: 0 minutos

Porciones: 4-6

Ingredientes:

Para tu ensalada

- 2 cabezas medianas, floretes en trozos de brócoli

- 2 tazas bien desmenuzadas de col lombarda

- 0.5 tazas, tostadas de almendras en rodajas

- 1 tallo, en rodajas de cebollas verdes

- 0.5 tazas de pasas

Para tu aderezo de naranja y almendras

- 0.33 taza de jugo de naranja

- 0.25 taza de mantequilla de almendras

- 2 cucharadas de aminos de coco

- 1 chalota de tamaño pequeño, finamente picada

- 1/2 cucharadita de sal

Preparación:

1. Usa un procesador de alimentos para mezclar sal, chalota, amino, mantequilla de nueces y zumo de naranja. Asegúrate de que quede perfectamente liso.

2. Usa un tazón mediano para combinar otros ingredientes. Mézclelo con el aderezo y sirva.

Nutrición:

1022 calorías

94 g de grasa

22 g de proteína

Chapter 3.   Recetas de sopas

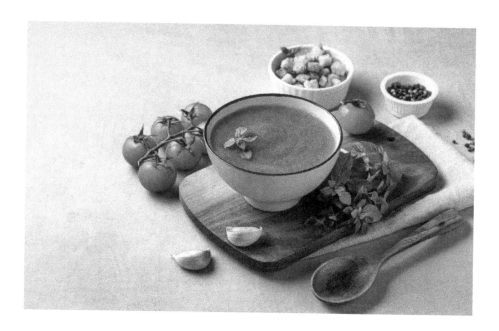

19.   Sopa de chucrut y salchicha

Tiempo de preparación: 15 minutos.

Tiempo de cocción: 75 minutos.

Porciones: 6

Ingredientes:

- 1 cucharada de aceite de oliva extra virgen

- 454 g (1 libra) de salchicha orgánica, cocida y en rodajas

- 2 tazas de chucrut

- ½ cucharadita de semillas de alcaravea

- 1 cebolla dulce picada

- 1 cucharada de mostaza picante

- 2 cucharadas de mantequilla

- 2 tallos de apio picados

- 2 cucharaditas de ajo picado

- 6 tazas de caldo de res

- ½ taza de crema agria

- 2 cucharadas de perejil fresco picado, para decorar

Preparación:

1. Unta el inserto de la olla de cocción lenta con aceite de oliva. Combina los ingredientes restantes, excepto la crema agria y el perejil, en la olla de cocción lenta. Revuelva para mezclar bien.

2. Abra la olla de cocción lenta y cocine a fuego lento durante 6 horas. Coloca la sopa en un tazón grande y mezcle con la crema agria. Cubre con perejil y sirva caliente.

Nutrición:

333 calorías

28,1 g de grasa total

2,1 g de fibra

20.   Caldo Jambalaya

Tiempo de preparación: 15 minutos.

Tiempo de cocción: 70 minutos.

Porciones: 8

Ingredientes:

- 1 cucharada de aceite de oliva extra virgen

- 6 tazas de caldo de pollo

- 1 lata (28 onzas / 794 g) de tomates, cortados en cubitos

- 454 g (1 libra) de salchicha orgánica picante, en rodajas

- 1 taza de pollo cocido, picado

- 1 pimiento rojo picado

- ½ cebolla dulce picada

- 1 chile jalapeño, picado

- 2 cucharaditas de ajo picado

- 3 cucharadas de condimento Cajún

- ½ libra (227 g) de camarones medianos, pelados, desvenados y picados

- ½ taza de crema agria, para decorar

- 1 aguacate, cortado en cubitos, para decorar

- 2 cucharadas de cilantro picado, para decorar

Preparación:

1. Frota el inserto de la olla de cocción lenta con aceite de oliva. ael pollo, la salchicha, el caldo, los tomates, la cebolla, el jalapeño, el pimiento morrón, el condimento Cajún y el ajo en la olla de cocción lenta. Revuelve para mezclar bien.

2. Ponga la tapa de la olla de cocción lenta y cocine a baja durante 6 horas. Agrega los camarones y cocine por 30 minutos adicionales o hasta que los camarones frescos estén opacos y un poco de color blanco.

3. Transfiere la sopa a un tazón grande. Agregue el aguacate, la crema agria y el cilantro, luego revuelve para mezclar bien antes de servir tibio.

Nutrición:

402 calorías

31,1 g de grasa total

4,2 g de fibra

21. Estofado de ternera y calabaza

Tiempo de preparación: 15 minutos.

Tiempo de cocción: 75 minutos.

Porciones: 6

Ingredientes:

- 3 cucharadas de aceite de oliva extra virgen, divididas

- 1 (2 libras / 907 g) de carne asada

- ½ cucharadita de sal

- ¼ de cucharadita de pimienta negra recién molida

- ¼ taza de vinagre de sidra de manzana

- ½ cebolla dulce picada

- 1 taza de tomates cortados en cubitos

- 1 cucharadita de tomillo seco

- 1½ tazas de calabaza, cortada en trozos de 1 pulgada

- 2 tazas de caldo de res

- 2 cucharaditas de ajo picado

- 1 cucharada de perejil fresco picado, para decorar

Preparación:

1. Unte el inserto de la olla de cocción lenta con aceite de oliva. Calienta el aceite de oliva restante en una sartén antiadherente. Agrega la carne a la sartén y espolvorea sal y pimienta para sazonar.

2. Cocina la carne durante 7 minutos o hasta que esté bien dorada. Dale la vuelta a la carne a la mitad del tiempo de cocción. Coloca la carne cocida en la olla de cocción lenta, luego agregue los ingredientes restantes, excepto el perejil, a la olla de cocción lenta. Revuelve para mezclar bien.

3. Pon la tapa de la olla de cocción lenta y cocine a BAJA durante 8 horas o hasta que la temperatura interna de la carne alcance al menos 145°F (63°C). Saca el estofado de la olla de cocción lenta y cubra con perejil antes de servir.

Nutrición:

462 calorías

34,1 g de grasa total

3,2 g de fibra

22. Sopa cremosa de coliflor y apio con tocino crujiente

Tiempo de preparación: 5 minutos.

Tiempo de cocción: 20 minutos.

Porciones: 4

Ingredientes:

- 2 cucharadas de aceite de oliva

- 1 cebolla picada

- 1 cabeza de coliflor, cortada en floretes

- ¼ raíz de apio rallada

- 3 tazas de agua

- 1 taza de queso cheddar blanco, rallado

- 1 taza de leche de almendras

- 2 onzas (57 g) de tocino, cortado en tiras

Preparación:

1. Cocina el aceite de oliva en una olla a fuego medio hasta que brille. Agrega la cebolla a la olla y saltee durante 3 minutos o hasta que

esté transparente. Agrega los floretes de coliflor y la raíz de apio a la olla y saltee durante 3 minutos o hasta que estén tiernos.

2.   Vierte el agua en la olla y espolvoree sal y pimienta negra para sazonar. Revuelve bien y hierva. Bajar el fuego y tapar para cocinar durante 10 minutos.

3.   Usa una licuadora de inmersión para mezclar los ingredientes en la sopa por completo, luego mezcle el queso y la leche de almendras. Frie el tocino en una sartén antiadherente a fuego alto durante 5 minutos o hasta que se doble y se doble. Dale la vuelta al tocino a la mitad del tiempo de cocción.

4.   Divide la sopa en cuatro tazones y cubra con tocino. Servir caliente.

Nutrición:

365 calorías

27,2 g de grasa total

22,7 g de proteína

23.   Sopa de batido verde

Tiempo de preparación: 5 minutos.

Tiempo de cocción: 25 minutos.

Porciones: 4

Ingredientes:

- 2 cucharadas de aceite de coco

- ½ taza de puerros

- 1 cebolla picada

- 1 diente de ajo picado

- 1 cabeza de brócoli picada

- 3 tazas de caldo de verduras

- 1 hoja de laurel

- 1 taza de espinaca blanqueada

- ½ taza de leche de coco

- 2 cucharadas de yogur de coco, para decorar

Preparación:

1. Calienta el aceite de coco en una olla a fuego medio hasta que brille. Agrega los puerros, la cebolla y el ajo a la olla y cocina por 5 minutos o hasta que la cebolla esté transparente. Agrega el brócoli a la olla y cocina por 5 minutos más o hasta que esté tierno.

2. Vierte el caldo de verduras en la olla y agregue la hoja de laurel. Cierra y hierve la sopa. Baja el fuego y cocina a fuego lento durante 10 minutos.

3. Agrega las espinacas a la olla y cocine a fuego lento durante 3 minutos. Usa una licuadora de inmersión para mezclar la sopa por completo. Agrega la leche de coco, luego sazonar con sal y pimienta negra. Desecha la hoja de laurel y divida la sopa en cuatro tazones, luego cubra con yogur de coco antes de servir.

Nutrición:

273 calorías

24,6 g de grasa total

4,6 g de proteína

Chapter 4. Recetas de acompañamientos y salsas

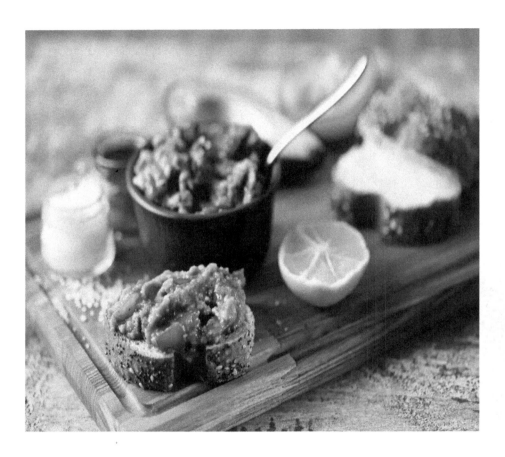

24. Coles de Bruselas a la parrilla

• **Tiempo de preparación:** 10 minutos.

Tiempo de cocción: 10 minutos.

Porciones: 4

Ingredientes:

- 1 libra de coles de Bruselas

- Sal y pimienta negra molida, al gusto.

- 1 cucharadita de ajonjolí

- 1 cucharada de cebollas verdes picadas

- 1½ cucharadas de jarabe de oro Sukrin

- 1 cucharada de aminos de coco

- 2 cucharadas de aceite de sésamo

- 1 cucharada de sriracha

Preparación:

1. Batir el aceite de sésamo con los aminoácidos de coco, sriracha, almíbar, sal y pimienta negra.

2. Precalienta la sartén a fuego medio-alto, agrega las coles de Bruselas y cocínalas durante 5 minutos por cada lado.

3. Agrega la mezcla de aceite de sésamo, revuelve para cubrir, espolvorea semillas de sésamo y cebollas verdes, revuelve nuevamente y sirve

Nutrición:

110 calorías

4 g de grasa

4g de fibra

25. Pesto

Tiempo de preparación: 10 minutos.

Tiempo de cocción: 0 minutos

Porciones: 4

Ingredientes:

- ½ taza de aceite de oliva

- 2 tazas de albahaca

- 1/3 taza de piñones

- 1/3 taza de queso parmesano rallado

- 2 dientes de ajo, pelados y picados

Preparación:

1. Coloca la albahaca en un procesador de alimentos, agrega los piñones y el ajo y mezcla bien.

2. Agrega poco a poco el queso parmesano, la sal, la pimienta y el aceite y vuelve a licuar hasta obtener una pasta. Sirve con pollo o verduras.

Nutrición:

100 calorías

7 g de grasa

3 g de fibra

26.   Coles de Bruselas y tocino

Tiempo de preparación: 10 minutos.

Tiempo de cocción: 30 minutos.

Porciones: 4

Ingredientes:

- 8 tiras de tocino, picadas

- 1 libra de coles de Bruselas

- Una pizca de comino

- Una pizca de pimiento rojo triturado

- 2 cucharadas de aceite de oliva virgen extra

Preparación:

1. Mezcla las coles de Bruselas con sal, pimienta, comino, pimiento rojo y aceite para cubrir.

2. Extiende las coles de Bruselas en una bandeja para hornear forrada, colócalas en el horno a 375°F y hornee por 30 minutos.

3. Calienta una sartén a fuego medio, agrega los trozos de tocino y cocínalos hasta que estén crujientes.

4. Divide las coles de Bruselas horneadas en platos, cubre con tocino y sirva.

Nutrición:

256 calorías

20 g de grasa

6 g de fibra

27. Espinaca cremosa

Tiempo de preparación: 13 minutos.

Tiempo de cocción: 17 minutos.

Porciones: 3

Ingredientes:

- 2 dientes de ajo, pelados y picados

- 8 onzas de hojas de espinaca

- 4 cucharadas de crema agria

- 1 cucharada de mantequilla

- 2 cucharadas de queso parmesano rallado

Preparación:

1. Precalienta la sartén con el aceite a fuego medio, agrega las espinacas, revuelve y cocina hasta que se ablande.

2. Agrega la sal, la pimienta, la mantequilla, el queso parmesano y la mantequilla, revuelve y cocina por 4 minutos.

3. Agrega la crema agria, revuelve y cocina por 5 minutos.

4. Divide en platos y servir.

Nutrición:

233 calorías

10 g de grasa

4 g de fibra

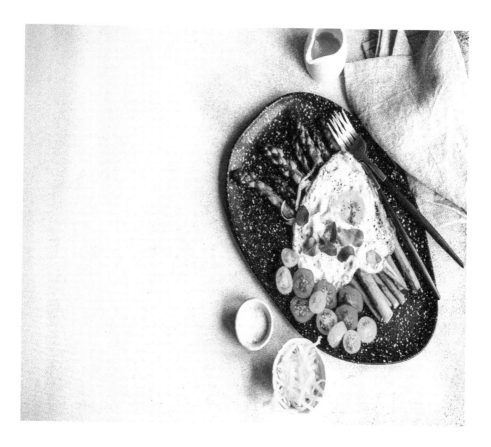

28. Ensalada abundante para el almuerzo con brócoli y tocino

Tiempo de preparación: 10 minutos.

Tiempo de cocción: 10 minutos.

Porciones: 5

Ingredientes:

- 4 tazas de floretes de brócoli, picados

- 7 rebanadas de tocino frito y desmenuzado

- ¼ de taza de cebolla morada, cortada en cubitos

- ¼ de taza de almendras en rodajas

- ½ taza de mayonesa

- ¼ taza de crema agria

- 1 cucharadita de vinagre blanco destilado

- 6 onzas de queso cheddar, cortado en cubos pequeños

Preparación:

1. En un tazón, combina el queso cheddar, el brócoli, el tocino, las almendras y la cebolla. Revuelve bien estos ingredientes.

2. En otro tazón, combina la crema agria, la mayonesa, el vinagre y la sal. Revuelve bien los ingredientes y vierte esta mezcla sobre tu ensalada de brócoli.

Nutrición:

267 calorías

20 g de grasa

12 g de proteína

29. Bombas de hamburguesas grasas

Tiempo de preparación: 15 minutos.

Tiempo de cocción: 15 minutos.

Porciones: 20

Ingredientes:

- 1 libra de carne molida

- ½ cucharadita de ajo en polvo

- Sal kosher y pimienta negra

- 1 onza de mantequilla fría, cortada en 20 trozos

- ½ bloque de queso cheddar, cortado en 20 trozos

Preparación:

1. Precalienta el horno a 375 °F. En un recipiente aparte, mezcla la carne molida, el ajo en polvo, la sal y la pimienta. Usa una lata de mini muffins para formar sus bombas.

2. Coloca aproximadamente 1 cucharada de carne de res en cada molde para muffins. Asegúrate de cubrir completamente la parte inferior. Agrega un trozo de mantequilla encima y coloca 1 cucharada de carne de res sobre la mantequilla.

3. Coloca un trozo de queso encima y pon la carne restante sobre el queso. Hornea tus bombas durante unos 15 minutos.

Nutrición:

80 calorías

7 g de grasa

5 g de proteína

30. Taco de aguacate

Tiempo de preparación: 10 minutos.

Tiempo de cocción: 15 minutos.

Porciones: 6

Ingredientes:

- 1 libra de carne molida

- 3 aguacates, cortados por la mitad

- 1 cucharada de chile en polvo

- ½ cucharadita de sal

- ¾ cucharadita de comino

- ½ cucharadita de orégano seco

- ¼ de cucharadita de ajo en polvo

- ¼ de cucharadita de cebolla en polvo

- 8 cucharadas de salsa de tomate

- 1 taza de queso cheddar, rallado

- ¼ taza de tomates Cherry, en rodajas

- ¼ de taza de lechuga, rallada

- ½ taza de crema agria

Preparación:

1. Los aguacates cortados por la mitad. Dejar de lado. Coloca la carne molida en una cacerola. Cocina a fuego medio hasta que se dore. Agrega el condimento y la salsa de tomate. Revuelve bien y cocina durante unos 4 minutos.

2. Carga cada mitad de aguacate con la carne. Cubre con queso rallado y lechuga, rodajas de tomate y crema agria.

Nutrición:

278 calorías

22 g de grasa

18 g de proteína

31. Revuelto de tofu con col rizada y champiñones

Tiempo de preparación: 10 minutos.

Tiempo de cocción: 20 minutos.

Porciones: 4

Ingredientes:

- 2 cucharadas de ghee

- 1 taza de champiñones blancos en rodajas

- 2 dientes de ajo picados

- 16 onzas. tofu firme, prensado y desmenuzado

- Sal y pimienta negra al gusto

- ½ taza de col rizada en rodajas finas

- 6 huevos frescos

Preparación:

1. Disuelve el ghee en una sartén no pegajosa a fuego medio y sofríe los champiñones durante 5 minutos hasta que pierdan su líquido. Pon el ajo y cocina por 1 minuto.

2. Exprime el tofu en la sartén, sazonar con sal y pimienta negra. Cocina revolviendo continuamente durante 6 minutos. Introduce la col rizada en tandas y cocina para que se ablande durante unos 7 minutos.

3. Rompe los huevos en un tazón, bate hasta que estén bien combinados y de color cremoso, y vierte por toda la col rizada. Usa una espátula para revolver inmediatamente los huevos mientras los cocinas hasta que estén revueltos y no estén más líquidos, aproximadamente 5 minutos. Coloca en un plato y sirva con pan con costra bajo en carbohidratos.

Nutrición:

469 calorías

39 g de grasa

25 g de proteína

32.   Huevo en nidos de espinacas con queso

Tiempo de preparación: 5 minutos.

Tiempo de cocción: 30 minutos.

Porciones: 4

Ingredientes:

- 2 cucharadas de aceite de oliva

- 1 diente de ajo rallado

- ½ libra de espinaca picada

- Sal y pimienta negra al gusto

- 2 cucharadas de queso parmesano rallado

- 2 cucharadas de queso Gouda rallado

- 4 huevos

Preparación:

1. Precalienta el horno a 350°F. Calienta el aceite en una sartén antiadherente a fuego medio; agrega el ajo y saltea hasta que se ablande durante 2 minutos. Agrega las espinacas para que se marchiten durante unos 5 minutos y sazone con sal y pimienta negra. Deja enfriar.

2. Engrasa una bandeja para hornear con aceite en aerosol; moldea 4 nidos de espinacas (firmes y separados) en la hoja y rompe un huevo en cada nido. Espolvorea con queso parmesano y gouda.

3. Hornee durante 15 minutos hasta que las claras de huevo se hayan endurecido y las yemas aún estén líquidas. Coloca los nidos en un plato y sírvelos de inmediato con tostadas bajas en carbohidratos y café.

Nutrición:

230 calorías

18 g de grasa

12 g de proteína

33.   Tortas de taza de pesto de tocino y queso

Tiempo de preparación: 10 minutos.

Tiempo de cocción: 30 minutos.

Porciones: 2

Ingredientes:

- ¼ de taza de harina de lino

- 1 huevo

- 2 cucharadas de crema espesa

- 2 cucharadas de pesto

- ¼ de taza de harina de almendras

- ¼ de cucharadita de bicarbonato de sodio

Relleno:

- 2 cucharadas. queso crema

- 4 rebanadas de tocino

- ½ aguacate mediano, rebanado

-

Preparación:

1. Mezcla los ingredientes secos para muffins en un tazón. Agrega el huevo, la crema espesa y el pesto, y bate bien con un tenedor. Condimentar con sal y pimienta. Divide la mezcla entre dos moldes.

2. Coloca en el microondas y cocina durante 60-90 segundos. Dejar enfriar un poco antes de rellenar.

3. Mientras tanto, en una sartén, a fuego medio, cocina las rodajas de tocino hasta que estén crujientes. Transfiere a toallas de papel para absorber el exceso de grasa; dejar de lado. Invierte los muffins en un plato y córtelos por la mitad, transversalmente. Para armar los sándwiches: unta el queso crema y cubra con tocino y rodajas de aguacate.

Nutrición:

511 calorías

38,2 g de grasa

16,4 g de proteína

34.   Sartén de pollo con verduras y pesto

Tiempo de preparación: 10 minutos.

Tiempo de cocción: 20 minutos.

Porciones: 4

Ingredientes:

- 2 cucharadas de aceite de oliva

- 1 libra de muslos de pollo

- ¾ taza de tomates secados al sol envasados en aceite

- 1 libra de puntas de espárragos

- ¼ taza de pesto de albahaca

- 1 taza de tomates Cherry, rojos y amarillos

Preparación:

1. Cocina el aceite de oliva en una sartén a fuego medio-alto.

2. Poner sal a las rodajas de pollo y poner en una sartén, añadir los tomates secados al sol y freír durante 5-10 minutos. Retira las rodajas de pollo y sazone con sal. Agrega los espárragos a la sartén. Cocina por 5-10 minutos adicionales.

3. Coloca el pollo nuevamente en la sartén, vierte el pesto y bate. Freír durante 1-2 minutos. Retirar del fuego. Agrega los tomates Cherry cortados a la mitad y el pesto. Revuelve bien y sirva.

Nutrición:

423 calorías

32 g de grasa

2g de proteína

35. Sopa de repollo con ternera

Tiempo de preparación: 15 minutos.

Tiempo de cocción: 20 minutos.

Porciones: 4

Ingredientes:

- 2 cucharadas de aceite de oliva

- 1 cebolla mediana picada

- 1 libra de Filete de ternera, cortado en trozos

- ½ tallo de apio picado

- 1 zanahoria, pelada y cortada en cubitos

- ½ cabeza de col verde pequeña

- 2 dientes de ajo picados

- 4 tazas de caldo de res

- 2 cucharadas de perejil fresco picado

- 1 cucharadita de tomillo seco

- 1 cucharadita de romero seco

- 1 cucharadita de ajo en polvo

Preparación:

1. Calienta el aceite en una olla (use fuego medio). Agrega la carne y cocina hasta que se dore. Pon la cebolla en la olla y deja hervir durante 3-4 minutos.

2. Agrega el apio y la zanahoria. Revuelve bien y cocina durante unos 3-4 minutos. Agrega el repollo y hierve hasta que comience a ablandarse. Agrega el ajo y cocine a fuego lento durante aproximadamente 1 minuto.

3. Vierte el caldo en la olla. Agrega el perejil y el ajo en polvo. Mezclar bien y reducir el fuego a medio-bajo.

4. Cocina durante 10-15 minutos.

Nutrición:

177 calorías

11g de grasa

12g de proteína

36. Sopa de arroz de coliflor con pollo

Tiempo de preparación: 10 minutos.

Tiempo de cocción: 1 hora.

Porciones: 5

Ingredientes:

- 2 ½ libras de pechugas de pollo
- 8 cucharadas de mantequilla
- ¼ de taza de apio picado
- ½ taza de cebolla picada
- 4 dientes de ajo picados
- 2 paquetes de 12 onzas de arroz de coliflor al vapor
- 1 cucharada de perejil picado
- 2 cucharaditas de condimento para aves
- ½ taza de zanahoria rallada
- ¾ cucharadita de romero
- 1 cucharadita de sal

- ¾ cucharadita de pimienta

- 4 onzas de queso crema

- 4 ¾ taza de caldo de pollo

Preparación:

1. Coloca las pechugas de pollo desmenuzadas en una cacerola y vierta el caldo de pollo. Agrega sal y pimienta. Cocina por 1 hora.

2. En otra olla, derrite la mantequilla. Agrega la cebolla, el ajo y el apio. Sofríe hasta que la mezcla esté traslúcida. Agrega la coliflor de arroz, el romero y la zanahoria. Mezclar y cocinar por 7 minutos.

3. Mezcla las pechugas de pollo y el caldo con la mezcla de coliflor. Pon la tapa y cocine a fuego lento durante 15 minutos.

Nutrición:

415 calorías

30 g de grasa

27g de proteína

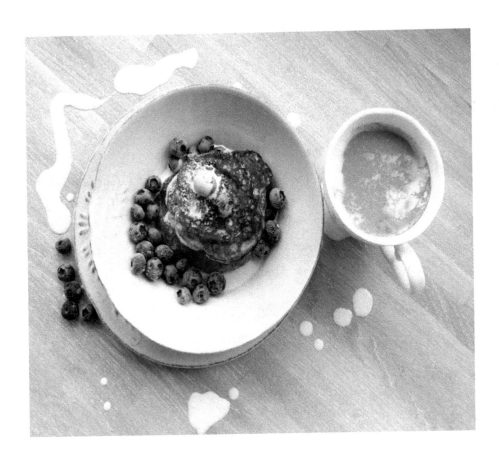

37. Cheesecake de moca Keto sin hornear

Tiempo de preparación: 10 minutos.

Tiempo de cocción: 0 minutos

Porciones: 4

Ingredientes:

- ¾ taza de crema batida espesa

- 1 bloque de queso crema (temperatura ambiente)

- ¼ taza de cacao sin azúcar

- ¾ taza de edulcorante Swerve Confectioners

- 1 trago doble de expreso

Preparación:

1. Coloca el queso crema ablandado en un bol y, con una batidora de mano, bate el queso crema durante 1 minuto. Agrega expreso y continúe mezclando.

2. Agrega el edulcorante, ¼ de taza a la vez y mezcla. Asegúrate de probar periódicamente, es posible que no necesites usar todo el edulcorante.

3. Agrega el cacao en polvo y mezcla hasta que esté completamente mezclado.

4. En un recipiente aparte, bate la crema hasta que se formen picos rígidos.

5. Dobla suavemente la crema batida en la mezcla de moka con una espátula.

6. Colocar en platos para servir individuales. ¡Disfrutar!

Nutrición:

425 calorías

6 g de proteína

33 g de grasa

38.   Galletas de queso crema Keto

Tiempo de preparación: 10 minutos.

Tiempo de cocción: 10 minutos.

Porciones: 24

Ingredientes:

- ¼ de taza de mantequilla (ablandada)

- 2 onzas de queso crema natural (ablandado)

- ½ taza de eritritol

- 2 cucharaditas de extracto de vainilla

- 3 tazas de harina de almendras

- ¼ de cucharadita de sal marina

- 1 clara de huevo grande

Preparación:

1. Precalienta el horno a 350 °F. Forra una bandeja para hornear galletas grandes con papel pergamino.

2. Usa una batidora de mano para batir la mantequilla, el queso crema y el eritritol: bate hasta que quede esponjoso y de color claro.

3. Batir el extracto de vainilla, la sal y la clara de huevo.

4. Batir la harina de almendras, ½ taza a la vez.

5. Usa una cuchara mediana para galletas para colocar bolas de masa en la bandeja para hornear preparada. Aplanar con la palma de la mano.

6. Hornea por 15 minutos, hasta que los bordes estén ligeramente dorados. Deja enfriar completamente en la sartén antes de manipular (las galletas se endurecerán a medida que se enfríen).

Nutrición:

106 calorías

3 g de proteína

9 g de grasa

39.   Brownies de aguacate Keto

Tiempo de preparación: 10 minutos.

Tiempo de cocción: 25 minutos.

Porciones: 10

Ingredientes:

- ½ taza de aguacate, triturado
- ½ taza de mantequilla de almendras
- 3 cucharadas de edulcorante artificial
- 2 cucharadas de cacao en polvo
- 1 cucharada de aceite de oliva
- 1 cucharadita de extracto de vainilla
- ½ taza de chips de chocolate amargo para hornear
- ¼ de taza de nueces picadas (opcional)

Preparación:

1. Precalienta el horno a 350 °F.
2. Tritura de 1 a 1 ½ aguacates hasta que tenga ½ taza de aguacate bien triturado.

3. En un tazón mediano, agrega el puré de aguacate y la mantequilla de almendras, batir a fuego alto durante 2 minutos o hasta que la mezcla esté cremosa y suave.

4. Mezcla el edulcorante y el cacao en polvo. Licua hasta que los ingredientes estén bien combinados.

5. Agrega el aceite de oliva y el extracto de vainilla. Revuelve bien hasta que la mezcla esté suave.

6. Incorpora las chip de chocolates para hornear y las nueces picadas.

7. Extiende la mezcla en un molde para hornear de 8x8 bien engrasado.

8. Hornea durante 20 a 25 minutos. Deje que los brownies se enfríen durante al menos 10 minutos antes de servir.

Nutrición:

680 calorías

9g de proteína

13 g de grasa

40.   Galletas de mantequilla bajas en carbohidratos

Tiempo de preparación: 10 minutos.

Tiempo de cocción: 10 minutos.

Porciones: 6

Ingredientes:

- 1 taza de harina de almendras

- ¼ de taza Confiteros Swerve

- 3 cucharadas de mantequilla salada (temperatura ambiente)

- ½ cucharadita de extracto de vainilla

Preparación:

1. Precalienta el horno a 350 °F.

2. Prepara una bandeja para hornear forrada con papel pergamino o una estera para hornear antiadherente.

3. En un tazón, combina todos los ingredientes, revolviendo bien hasta que se asemeje a una masa. (se verá quebradizo mientras revuelves, luego se convertirá en una masa cohesiva)

4. Forma bolas de 1 pulgada, colocándolas en la bandeja para hornear. Debe haber alrededor de 12 bolas, separadas entre sí por aproximadamente 2 pulgadas.

5. Aplana cada bola de masa con un tenedor, luego gira 90 grados y vuelve a aplanar, formando un patrón entrecruzado.

6. Hornea a 350 °F hasta que las galletas estén doradas alrededor de los bordes, de 8 a 10 minutos dependiendo del grosor de las galletas.

7. Deja enfriar por completo antes de sacarlas de la bandeja para hornear, las galletas quedarán muy blandas cuando salgan del horno por primera vez.

Nutrición:

80 calorías

2 g de proteína

8 g de grasa

CPSIA information can be obtained
at www.ICGtesting.com
Printed in the USA
BVHW010847150621
609627BV00002B/97

9 781802 994025